L'ANTI-KOCH

« Ce n'est qu'en en étudiant les lois,
« et en s'y soumettant, qu'on com-
« mande à la Nature. » (BACON.)

PAR

LE Dr GAUBERT (C. S.)

MARSEILLE
IMPRIMERIE MARSEILLAISE
Rue Sainte, 39

1891

L'ANTI-KOCH

L'ANTI-KOCH

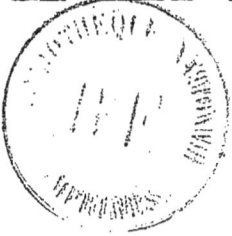

« Ce n'est qu'en en étudiant les lois,
« et en s'y soumettant, qu'on com-
« mande à la Nature. » (Bacon.)

PAR

LE Dr GAUBERT (C. S.)

———◦❖❖◦———

MARSEILLE

IMPRIMERIE MARSEILLAISE
Rue Sainte, 39

—

1891

C'est la Nature qui opère les guérisons ; l'Art ne guérit que par elle.

A plus forte raison, c'est la Nature qui opère la santé et qui la maintient ; et ce n'est que par elle qu'il peut être possible de prévenir les maladies.

En conséquence, nous avons cherché quel est le siège de cette Nature ; où et comment on pourrait agir sur elle ; où et comment on pourrait recourir à ses opérations au gré de l'Art.

Nous produirons nos recherches dans l'ordre où elles se sont associées dans notre esprit, lorsque, peu satisfait des expériments de la médecine subjective, individuelle, ou fantaisiste, nous avons pris le parti de nous adresser à la médecine objective, impersonnelle, ou scientifique.

« Ce n'est qu'en en étudiant les lois, et en s'y soumettant, qu'on commande à la Nature. » (*Bacon.*)

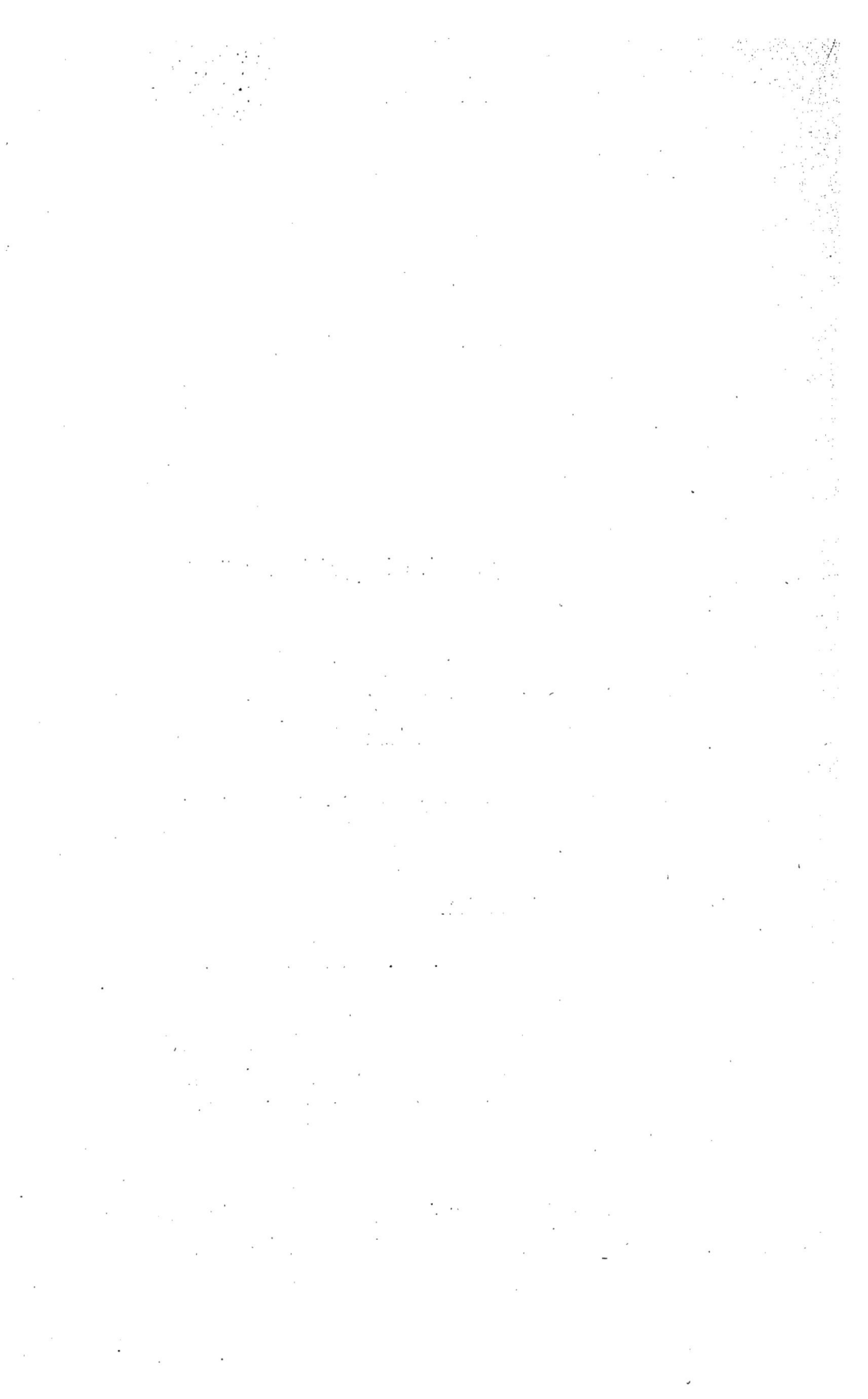

Dans tous les temps, chez tous les peuples, les eaux minérales ont passé pour un remède surnaturel contre les maladies chroniques. Ainsi, Bordeu ne peut attribuer qu'à des qualités occultes les résultats inattendus qu'il en a retirés dans une infinité de cas. Frédérick Hoffman, après les avoir expérimentées sur place pendant trente ans, s'exprime de la sorte à leur sujet : « *Hic vero, si modo medens iisdem recte et oportune uti noverit, se magnus talium effectuum sistit numerus, quales nullum unquam medicamentum, speciosissimum quoque et mire dilaudatum, præstare poterit.* » Pour l'antiquité païenne, c'étaient des divinités à qui on élevait des autels. Et si nous conservions les communes notions de pathologie, si la phtisie, le diabète, etc....., étaient réellement des entités morbides, il nous faudrait maintenir l'épithète de surnaturel, car il n'est pas une seule de ces maladies qui ne guérisse par l'emploi raisonné du remède en question.

Mais, de surnaturel, il ne saurait y en avoir.

Ce qu'il y avait, c'était que la maladie n'est pas un phénomène qui ait en soi sa raison d'être, quelque chose qui ait une existence indépendante et des lois propres; mais, une manifestation, aussi multipliée, aussi compliquée qu'on voudra, d'un trouble dans ce double et incessant mouvement de composition et de décomposition qui constitue notre animalité avec ses besoins divers *(Littré).* On ne pouvait pas toujours épuiser ou détruire les causes de trouble de l'état physiologique, mais on en atténuait toujours les effets par le moyen des eaux minérales, qui, du fait de leurs compositions chimiques, sont dépuratoires et récorporatives.

Afin de donner une idée de la portée, préventive et curative, de la dépuration et de la récorporation, minérales ou autres, nous reprodui.'ons un tableau approximatif du travail journalier, sécrétoire et excrétoire, du corps humain, liquides et gaz :

	Onces
Vapeur aqueuse à la peau.....	28,70
Vapeur aqueuse pulmonaire...............	18,30
Gaz acide carbonique dans le poumon.......	48,28
Gaz acide carbonique à la peau............	0,72
Urine ....'.............................	40,00
Suc gastrique et intestinal................	31,00
Bile....................................	10,00
Salive	10,00
Suc pancréatique	2,00
Sérosité vésiculaire......................	2,00
Larmes et mucus nasal	1,00

TOTAL : 12 livres par 24 heures, 69 grains par minute, environ un grain pendant chaque pulsation *(Michel Lévy)!*

Ce qu'il y avait encore, c'était la peau, qu'on baignait principalement dans ces eaux dépuratoires et récorporatives, censées merveilleuses ; la peau, non plus l'instrument, mais l'agent même de la dépuration et de la récorporation ; la peau, le levain vivant, comme nous le verrons bientôt, dont tous nos organes ont été façonnés ; la peau, notre nouvelle et cette fois réelle Archée.

Il n'est plus une seule de nos maladies qui n'ait été étudiée avec toute la rigueur et toute la précision que comportent les découvertes modernes.

En meurt-on moins de la phtisie, de la fièvre thyphoïde, du cancer, etc..., toutes maladies qui n'ont pas d'existence indépendante ni de lois propres ?

Etrange tribut que nous payons à la mort, sans qu'il ait en soi sa raison d'être !

« La peau (Hufeland, *La Macrobiotique*) est l'organe par excellence de la dépuration. Sans cesse, à chaque instant, elle évapore une masse énorme de produits épuisés et devenus inutiles. Cette séparation est intimement liée à notre mouvement vital et à la circulation du sang...... La peau est encore un agent efficace pour rétablir l'équilibre entre les forces et les actions de notre corps ; plus elle est active et perméable, moins on est exposé aux congestions dans les poumons, l'intestin et les viscères abdominaux..... La peau est en outre un des intermédiaires les plus utiles à la réparation de notre corps ; c'est à travers elle qu'un grand nombre d'éléments aériens pénètrent dans l'organisme ; sans une peau saine, il n'y a donc pas de restauration complète........ On ne doit pas non plus oublier que c'est la peau qui est l'organe principal des crises dans les maladies, c'est-à-dire des mouvements naturels par lesquels celles-ci se décident. »

« Sous le point de vue dynamique (le même, *Médecine pratique*), nul organe sécrétoire n'a une étendue comparable à celle de la peau, ni des connexions nerveuses si considérables. De là l'énorme influence antagonistique que cette membrane exerce, en premier lieu, sur les organes et sur les membranes qui ont de l'affinité avec elle, les membranes muqueuses et séreuses, les poumons et le canal intestinal surtout ; puis, par réflexion, sur le système nerveux des autres organes sécrétoires et de tous les appareils de l'organisme. »

L'anatomie comparée nous donnera une meilleure et plus complète raison de cette influence antagonistique sur tous les appareils et de cette efficacité pour rétablir l'équilibre entre les forces et les actions de notre corps.

« Il résulte (Devay, *Hygiène des Familles, ou du Perfectionnement physique et moral de l'Homme*) des expériences de Sanctorius, de Dodart, et de celles plus récentes de Séguin, qu'un rapport des plus intimes existe entre la sueur et les aliments, les boissons et les autres excrétions. La transpiration cutanée est donc beaucoup plus que le mot ne semblerait le dire, elle est une sécrétion, une véritable fonction dépuratoire. Lorsque cette fonction de dépuration diminue ou se pervertit, l'organisme retient dans son intérieur une quantité notable de matières hétérogènes, dont l'influence sur la santé peut être incalculable. Les expériences délicates de Séguin (Lavoisier et Séguin, *Académie des Sciences 1790*) ont prouvé que la moyenne de la perte en poids, par l'exhalation, est de dix-huit grains par minute, dont onze pour la transpiration cutanée et sept pour la perspiration pulmonaire ; que la plus grande perte de poids déterminée par l'exhalation est de cinq livres en vingt-quatre heures ; la moindre, d'une livre onze onces et quatre gros. »

Fourcault et Mondière ont fait des expériences ou recueilli des observations sur la diminution et sur la suppression de la sueur générale et de la sueur locale, de servitude ou diathésique, comme la sueur des pieds ; il en provenait toute espèce de maladies, la phtisie surtout.

« Asclépiade et Galien (Fourcault, *Académie des*

Sciences 1838) ont entrevu l'influence de la suppression de la transpiration dans la production d'une foule d'affections, et Sanctorius a étayé ces opinions par ses célèbres expériences, etc.......

« Les effets pathogéniques résultant de la suppression générale de la transpiration sont les suivants : inflammations aiguës, compliquées, sarcopolyhémie, engorgement des veines caves et des cavités du cœur, altération couenneuse du sang. Comme effets de la suppression graduée ou partielle de la transpiration cutanée, on voit survenir des phlegmasies subaiguës, des irritations chroniques, une formation de tubercules dans divers organes, une altération profonde de la nutrition. »

« Les effets de la suppression de la sueur des pieds (Mondière, *Journal de l'Expérience, 1838*) sont très variés et il n'est pour ainsi dire pas d'organes qui ne puissent en ressentir l'influence pernicieuse. D'après 42 observations que nous avons recueillies nous-même ou trouvées dans les auteurs, nous avons dressé le tableau suivant :

MALADIES OBSERVÉES :	Nombre de fois
Asthme ou Dyspnée........................	2
Embarras gastrique, Anorexie..............	2
Pneumonie aiguë	1
Pneumonie chronique, Phtisie..............	9
Céphalalgie	2
Coryza...................................	5

Névralgie plantaire............................... 1
— sciatique....... 1
Anasarque 4
Hépatite chronique............................. 1
Diarrhée...................................... 1
Leuchorrhée 4
Blennorrhagie 1
Pleurésie chronique...................... 1
Otorrhée...................................... 1
Diabète 1
Rhumatisme aigu.... 1
Catarrhe vésical...................... 1
Maladie de la peau........................ 1
Phtisie trachéale..... 2
                                    ———
                        TOTAL...... 42

« Toujours ou presque toujours la thérapeutique,
même la plus rationnelle et la plus active, restera
sans effet tant que l'excrétion supprimée ne sera pas
rétablie. »

« Les excrétions (Michel Lévy, *Traité d'Hygiène
publique et privée*), véritables résidus du laboratoire
humain, sont à la fois le résultat et la mesure des
échanges entre l'organisme et le monde extérieur; c'est
par elles que s'opère de l'un à l'autre et d'une manière
visible la circulation de la matière; par elles se maintient l'équilibre entre la nutrition et la décomposition
interstitielle; sous ce rapport, leur proportion avec les

aliments indique les phases de l'âge et de l'état actuel
de la vie, et elles constituent l'un des éléments essen-
tiels de la statique hygiénique.

« Les excrétions représentent par leur ensemble
comme un vaste appareil de dépuration du sang ;
intermittentes ou continues, elles le débarrassent des
matériaux hétérogènes, et assurent l'identité du fluide
nourricier à toutes les époques de l'existence. Modéra-
trices de la caloricité, leurs variations concourent à la
stabilité de la température animale ; quand celle-ci
s'élève ou s'abaisse sous l'influence du climat, du ré-
gime, du mouvement ou du repos, la diminution ou
l'augmentation des pertes cutanées traduit et corrige
ces effets. Là ne se borne point le rôle des excrétions ;
elles versent sur les ressorts multiples de la machine le
fluide qui en facilite le jeu ; adjuvants de l'activité
fonctionnelle des organes, elles les protègent dans la
variété de leur destination, approprient toute surface
vivante à la spécialité de son modificateur, établissent
entre l'organisme tout entier et le milieu extérieur une
couche intermédiaire de produits qui sont sans tex-
ture et sans connexion avec la vie, quoiqu'ils dépen-
dent de ses lois par leur origine et leur fin.

« Enfin, dans les troubles de la maladie, elles deviennent, à juste titre, l'objet d'une exploration parti-
culière ; elles réfléchissent, dans leur qualité et dans
leur quantité, la marche du travail pathologique ; tour
à tour causes ou symptômes, elles sont une des bases
les plus certaines du pronostic et des indications cura-

tives ; souvent la maladie gît tout entière dans leurs
oscillations, la guérison dans leur retour à l'équilibre ;
elles sont les agents de ces crises qui résolvent avec
une efficacité soudaine des états morbides que l'art
ordinaire harcèle en vain de ses bénévoles agressions.

. . . .

« Voici, d'après les observations rassemblées par
Haller, l'évaluation moyenne et par onces des substances ingérées et évacuées en 24 heures :

OBSERVATIONS	RECETTES	DÉPENSES			TOTAL
	Aliments et Boissons.	Transpiration.	Urine.	Excréments.	
Keil	75	31	38	5	74
Sanctorius ...	60	32	24	4	60
Boissies	60	33	22	5	60
Hartman.....	80	46	28	6	80
Gorter ..:....	91	49	35	8	93
Rye	96	59	39	5	103

« ....La sueur qui imprégnait un gilet de flanelle
a fourni à Thénard des chlorures potassique et sodique,
de l'acide acétique, des traces de phosphate calcique
et ferrique et de substance animale. Berzélius a trouvé,
dans la sueur du front, de l'osmazôme, de la matière
salivaire, de l'acide lactique, du chlorhydrate d'ammo-
niaque et beaucoup de chlorure sodique. »

On est prié de retenir que les résidus de la transpiration cutanée et pulmonaire sont six fois, sept fois, et
jusqu'à onze fois plus considérables en poids que les
excréments.

Dans cette proportion, les résidus cutanés figurant pour les deux tiers environ, c'est qu'ils sont donc trois fois, quatre fois, et jusqu'à six fois plus considérables en poids que les résidus excrémentitiels proprement dits ou matières fécales!

Les anciens ne connaissaient pas le travail journalier sécrétoire et excrétoire du corps humain; ils ne savaient pas comment, ni dans quelles proportions sont évacuées les substances qui ont été ingérées en vingt-quatre heures; ils ne pouvaient pas même soupçonner le rôle organogénique de la peau, rôle capital, à propos duquel nous citerons tout à l'heure un important passage de Meckel; et cependant ils avaient donné à la culture de cette peau, le grand émonctoire, par la balnéation, et du corps, par la gymnastique, le grand propulseur des excrétions ou résidus, un développement et une perfection qui ont lieu de nous surprendre. Par quelle succession d'événements ou de révolutions dans les mœurs a-t-on négligé, puis abandonné ces belles et fortifiantes habitudes? C'est ce qu'il serait peut-être oiseux de rechercher. Ce qu'il nous importe de savoir, c'est que nous périssons chaque jour davantage par des maladies jadis à peine connues; que l'adynamie et la putridité nous dévorent; que nous dégénérons à un tel point, que notre existence politique est menacée par l'infécondité d'une

part, et la morbidité de l'autre, inévitables suites de
cette dégénération ; ce qu'il importe de savoir, c'est
que c'en est fait de nous si nos gouvernants, s'inspi-
rant des instituts et des législations des anciens forma-
teurs d'hommes et de peuples, ne nous amènent pas,
de gré ou de force, aux gymnases et aux étuves : les
bains de baignoire sont encombrants, incommodes,
onéreux et bons seulement comme bains médicinaux.

Des gymnases et des étuves, il en faudrait cinquante
mille sur toute la surface de la France. Il en faudrait
dans chaque hôpital. Que font ces malades languis-
samment étendus sur leur couche après la visite, ou
errants, l'air ennuyé ou désespéré, dans les préaux ?
Au gymnase ou à l'étuve ! Il en faudrait dans chaque
caserne. Que deviennent ces soldats tout fumants de
sueur après leurs exercices ? A l'étuve, et leurs effets
d'habillement au séchoir ; au pansage pour le moins,
comme les chevaux !

« On ne remarque pas dans les auteurs (Montesquieu,
*Considérations sur les causes de la grandeur des
Romains et de leur décadence*) que les armées
romaines, qui faisaient la guerre en tant de climats,
périssent beaucoup par les maladies, au lieu qu'il
arrive..., etc. » Montesquieu n'en donne la raison
qu'à moitié : c'est qu'on « assainissait », dit-il, les
soldats par des exercices de toute sorte, que terminait
chaque jour une ablution du corps, faite, selon la
saison ou le climat, dans des rivières ou dans des
étuves. Il aurait dû ajouter que le législateur avait

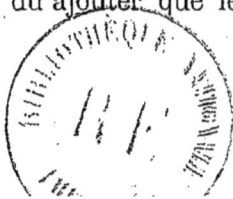

au préalable également assaini, par la gymnastique
et la balnéation obligatoires, la population qui devait
fournir ces légions. Aussi il n'arrivait pas comme
aujourd'hui que des armées se fondissent, pour ainsi
parler, dans une campagne, sans avoir combattu.

Au gymnase et à l'étuve tout le monde ! puisque
c'est la propreté et l'assainissement des corps,
puisque c'est l'agilité et la vigueur, puisque ce serait
la robustesse des corps. La prépondérance organique
et la grandeur morale ne sont-elles pas intimement
unies dans la vie des nations ?

Ce n'est pas tout cependant que le rôle fonctionnel
de la peau, dans la santé et dans la maladie, si grand
qu'il soit ; il y a plus encore.

L'anatomie comparée est venue montrer (*Ducrotay
de Blainville, Serres*) que tous nos organes ne sont
originairement que des appendices de la peau
appropriés chacun aux fonctions qu'ils sont destinés
à remplir. Déjà Bichat, après avoir longuement parlé,
dans son *Anatomie générale*, des sympathies passives
ou actives de la peau, comme on disait alors, avait
ajouté : « Pour passer en revue toutes les sympathies
exercées ou subies par l'organe cutané, il faudrait
aussi passer en revue toutes nos maladies. » Ce qui

n'était qu'une intuition du génie, à savoir : la conti-
nuité de la peau avec tous nos organes, est devenu,
trente ans après, une vérité.

« Les animaux les plus simples (Meckel, *Traité
général de l'Anatomie comparée*) ne présentent
qu'une surface extérieure privée d'ouverture visible,
enveloppant la substance de l'animal sans s'en distin-
guer par sa structure ; c'est le premier indice du système
cutané......

« Le corps de l'animal se présente ensuite parcouru,
dans une étendue plus ou moins considérable, par une
cavité à une, puis à deux ouvertures. Bientôt on voit
cette cavité se ramifier à des profondeurs variables dans
la substance de l'animal. La nourriture nouvellement
introduite, et qui vient d'être préparée, est alors
charriée par des voies spécialement et constamment
réservées à cet usage, et qui se distinguent plus ou
moins de la masse qui enveloppe le corps. Ces voies
de circulation forment les premiers rudiments du
système vasculaire......

« Un degré de composition plus élevé consiste d'une
part dans l'isolement plus complet d'organes déjà
existants, mais dont la nature et la position se tranchent
davantage ; et d'autre part dans la présence d'organes
nouveaux qui ajoutent et au nombre et à la composition de ceux qui concourent à la formation de
l'organisme......

« Les organes nouveaux proviennent du canal

intestinal ou peau interne (glandes diverses pour la conservation de l'individu ou de l'espèce), ou de la peau externe, comme le système respiratoire......

« Les systèmes qui se manifestent ensuite, avec des caractères propres, sont les systèmes musculaire et nerveux......

« Dans un état de complication plus perfectionnée, à ces organes musculaires et nerveux s'ajoutent d'autres systèmes remarquables surtout par la dureté et la solidité......

« La substance animale décomposée ainsi d'une manière insensible et graduelle, du zoophyte aux animaux les plus élevés, nous offre les systèmes qui viennent d'être exposés......

« L'embryon des animaux supérieurs, avant d'atteindre sa perfection, parcourt plusieurs degrés d'organisation ; et ces degrés correspondent à ceux que certains animaux ne dépassent jamais pendant toute la durée de leur vie..... N'oublions pas que le caractère propre à l'espèce se développe de bonne heure ; mais les premiers rudiments des espèces les plus différentes sont essentiellement les mêmes. »

« Le germe (*Milne-Edwards*) n'est pas une miniature de l'être qui doit en provenir, mais le siège de la force organogénique qui doit présider à son édification ; cette édification se fait de la périphérie vers le centre. »

Que la peau ne soit la plus large et la plus solide
base de la santé et de la vie, personne ne le niera main-
tenant, et il est incompréhensible, répéterons-nous
après Hufeland, qu'on l'ait autant négligée.

Si j'avais un point d'appui, s'écriait un géomètre
célèbre, je soulèverais le monde ! Notre point d'appui,
à nous, pour la curation de ces états morbides divers
qui préparent ou qui alimentent nos maladies les plus
communes et les plus graves, pour soulever la pathologie entière, est dont tout indiqué : c'est la peau, principe et fondement de tout notre organisme, terminaison
et fin de toutes nos fonctions, théâtre principal des
mouvements naturels par lesquels les maladies se décident.

— Vous ne pouvez pas, pourtant, prétendre traiter
toutes les maladies par l'intermédiaire ou avec le
secours de la peau ? — Mais, puisqu'il est vrai que la
meilleure partie de notre estomac, par exemple, parce
qu'elle en est la plus étendue, la plus accessible à nos
moyens d'action et la mieux douée pour les mouvements
curateurs naturels, c'est la peau !

« Il n'y a pas longtemps (Bichat, *Anatomie générale*), qu'à ma visite du soir de l'Hôtel-Dieu je vis une
femme qui vomissait continuellement depuis une suppression subite de ses règles. J'ordonnai les calmants,
qui furent inutiles. L'ayant fait mettre dans un bain,

tout fut apaisé à l'instant où elle en sortit, et cependant
les règles ne revinrent pas. Peu d'organes sont plus
que l'estomac sous la dépendance de la peau. »

Puisqu'il est encore vrai que la meilleure partie de
notre cerveau, parce qu'elle en est la plus étendue, la
plus accessible à nos moyens d'action et la mieux
douée pour les mouvements curateurs naturels, c'est la
peau !

Dans les hospices d'aliénés, tel expédient, les affusions
d'eau sur diverses parties du corps, qui n'avait été
d'abord employé que comme un moyen de coercition,
s'est imposé ensuite à l'observation comme un excellent
moyen de médication. Pareille chose est advenue des
immersions violentes des choréiques, qui, dans l'esprit
de leur auteur, Dupuytren, n'avaient été non plus qu'un
expédient. Expédient pareillement la célèbre trouvaille
du paysan de Grœfemberg, dont les plus belles cures
concernent les maladies nerveuses,

Enfin, puisqu'il est vrai que la meilleure partie de
nos poumons, parce qu'elle en est la plus étendue, la
plus accessible à nos moyens d'action et la mieux douée
pour les mouvements curateurs naturels, c'est la peau !

Ces prédestinés de la phtisie, dont parle le Dr Rousse,
de Bagnères, fils de pères et de mères morts phtisiques,
toussant et crachant le sang ; réduits à travailler dans
des fours à chaux, à passer plusieurs mois de l'année
dans une atmosphère embrasée, le corps couvert de

grosse laine, pourquoi les retrouverait-on, dix ans, vingt ans, trente ans après, la poitrine bossuée, mais vivants, si les poumons, comme l'anatomie comparée nous le montre, n'étaient pas des appendices de la peau ? Pourquoi, dès les premières atteintes du froid, des milliers de malades se hâteraient-ils, se précipite-raient-ils instinctivement vers des climats plus doux ; pourquoi le vésicatoire serait-il si souvent la suprême ressource ; pourquoi le cautère ferait-il l'office d'une épine merveilleuse contre l'épine métaphorique de la maladie ou de la disposition morbide ; pourquoi les pra-tiques empiriques de Priestnitz seraient-elles devenues universelles, si tous nos organes n'étaient pas des appendices de la peau, si tout notre corps n'était pas de la peau plus ou moins segmentée et spécialisée ?

Nous ne méconnaissons assurément aucune des pré-cieuses ressources de la pharmacie ; mais à l'avenir, nos citations sont péremptoires, les bains, les lotions, les frictions, le massage et les onctions devront faire partie de toute bonne médication. En leur absence, les conceptions pharmaceutiques les plus raffinées reste-raient souvent sans effet, parce que le siège de cette force organogénique ou Nature qui a présidé à notre édification, parce que le foyer de notre vie n'est pas dans tel organe ou dans tel appareil ; il est à la peau : c'est notre peau qui est l'Ame de notre Corps (dans le

sens que l'entendait saint Paul parlant de l'homme :
Spiritus, et Anima, et Corpus).

« Le roi David (la *Bible*) était vieux et dans un âge
fort avancé ; et quoiqu'on le couvrît beaucoup on ne
pouvait l'échauffer.

« Ses serviteurs lui dirent alors : — Nous chercher-
rons une jeune fille pour le Roi, notre seigneur, afin
qu'elle l'échauffe, et que, dormant auprès de lui, elle
remédie à ce grand froid.

« Ils cherchèrent dans toutes les terres d'Israël une
fille qui fût jeune et belle, et, ayant trouvé Abigag, de
Sunam, ils l'amenèrent au Roi. »

Boerhaave racontait souvent à ses disciples qu'un
vieux prince d'Allemagne se trouvant extrêmement
infirme et affaibli, on lui conseilla de coucher entre
deux jeunes filles également sages et aimables, ce qui
produisit en peu de temps un si bon effet sur sa santé,
qu'on jugea à propos de faire cesser le remède.

Tycho–Brahé, valétudinaire ; Louis XV, dont la
convalescence d'une fièvre grave, à quinze ans, sem-
blait devoir s'éterniser, furent ranimés par le même
remède.

Le 2 août 1790, un carabinier, nommé Petit, se
précipita, étant tout nu, d'une fenêtre de l'hôpital de
Strasbourg dans le Rhin. Vers trois heures de l'après-
midi, seulement, on remarqua sa disparition : il était
resté au moins une demi-heure sous l'eau ; lorsqu'on
l'en retira, il était tout à fait mort. On ne lui fit rien
autre chose que de le mettre dans un lit bien chaud, la

tête haute, les bras au corps, les jambes rapprochées l'une de l'autre. En outre, on couvrit ses jambes et sa poitrine de linges chauds, qu'on renouvelait constamment ; dans son lit, on plaça, en divers endroits, des briques chaudes entourées de linges. Au bout de sept à huit minutes, on remarqua un léger mouvement des paupières. Puis, la mâchoire inférieure, qui était restée fortement appliquée contre la supérieure, s'ouvrit ; de l'écume s'échappa des lèvres, et Petit put avaler quelques cuillerées de vin. Le pouls recommença à battre, et une heure plus tard le patient avait recouvré la parole.

— Eh bien ! nous reconnaissons, avec vous, que souvent la phtisie est la conséquence d'un refroidissement de la peau ou d'une altération dans ses fonctions, et dans ces cas le tubercule est un résidu cutané dévié, de quoi font foi les effets pathogéniques de la suppression graduée ou partielle de la transpiration cutanée dans les expériences de Fourcault ; nous reconnaissons également que dans d'autres cas la phtisie est la conséquence d'une diathèse dégénérée, et dans ces autres cas le tubercule est un principe diathésique dévié, de quoi font foi les effets pathogéniques de la suppression de la sueur des pieds ou diathésique dans les observations

de Mondière ; nous reconnaissons, enfin, que le traitement que vous proposez, basé qu'il est sur le rôle physiologique, clinique, organogénique de la peau, siège
véritable de cette Nature, « parcelle de la Providence
qui gouverne l'univers par des lois fixes de conservation », est le traitement rationnel du dit tubercule, que
vous voulez arrêter dans sa formation, unique manière
de s'en rendre maître ; néanmoins, ne penseriez-vous
pas que dans cette phtisie, si répandue, si féroce, qui
a pris les proportions du plus grand fléau qui ait jamais
décimé les hommes, ne penseriez-vous pas qu'il y ait
encore autre chose que des résidus cutanés et des prin-
cipes diathésiques déviés, autre chose que des hyper-
génèses avec bacilles, sorte de pythons naissant des
limons humains putréfiés, du tissu conjonctif des poumons d'origine sudorale ou commune, et des hyper-
génèses avec bacilles d'origine spéciale ou diathésique ?

— Nous pensons, nous démontrons qu'il n'y a pas
autre chose, et que c'est bien assez comme cela. Qu'on
veuille, en effet, considérer que la diathèse, c'est une
disposition héréditaire ou acquise à produire un principe morbide qui ne pourra être déchargé impunément
que sur tel tissu ou tel organe, selon l'espèce ; que
sinon il y aura maladie ; que la diathèse, c'est déjà la
Nature poussée dans ses derniers retranchements. Or,
quel individu, quelle famille, sont indemnes vis-à-vis
de cette diathèse, produit de nos écarts répétés, vou-

lus ou non, contre toutes les règles ou conditions de
notre organisation ? De ce premier chef donc, à quelle
morbidité tuberculeuse ne serons-nous pas exposés ?
Que ne sera-ce pas de la faiblesse irritable ou de cette
si misérable vitalité de la peau, qui est devenue comme
un patrimoine commun ? De ce second chef, la morbidité tuberculeuse nous pressera de si près, qu'un vigou-
reux remontement de notre tissu cutané pourra seul
nous sauver. De sorte que nous aurons lieu de nous
étonner, non pas de voir succomber si souvent nos
poumons, entourés et assaillis qu'ils sont de toutes
parts par le tubercule, mais au contraire de ne pas les
voir succomber toujours.

La férocité de la phtisie ne réside ni dans un *divi-
num quid* fantastique, ni dans de suppositives néces-
sités sociales ; elle réside tout entière dans la déchéance de notre animalité, déchéance qui est l'œuvre de
notre incurie ou de notre cupidité, et de l'ignorance ou
de l'indifférence coupable de nos gouvernants.

On s'est occupé, dans ces derniers temps, de la gymnastique, au Sénat et à la Chambre des Députés, mais
au point de vue de la pédagogie ; et, tout récemment,
de la balnéation, au Ministère de la Guerre, mais au
point de vue de la propreté élémentaire de nos soldats.
Il y a plus et mieux à faire : il y a à s'occuper de cette

gymnastique et de cette balnéation combinées, au point de vue de l'assainissement, de l'invigoration et de la robustesse des corps. Pour réaliser cette œuvre de préservation, de relèvement, de salut, il faut que la gymnastique et la balnéation deviennent des institutions nationales et patriotiques ; il faut que la population civile aille aux gymnases et aux étuves comme nos soldats vont aux champs de manœuvre.

Sélection, ou Entraînement : la Sélection des anciennes républiques, par le juge ou le père de famille, n'est pas dans nos mœurs ; la Sélection, par la misère et le dur labeur, d'où est sortie la grande épopée de la fin du dernier siècle, a fait place à un amollissement général : nos campagnards eux-mêmes se fondent en garnison.

Il ne nous reste par conséquent, si nous voulons survivre comme peuple, et de quelque flagornerie qu'on nous amuse, il ne nous reste que l'Entraînement.

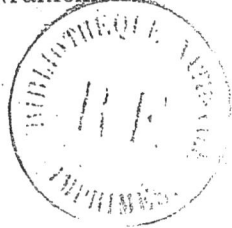

www.ingramcontent.com/pod-product-compliance
Lightning Source LLC
Chambersburg PA
CBHW070757220326
41520CB00053B/4517